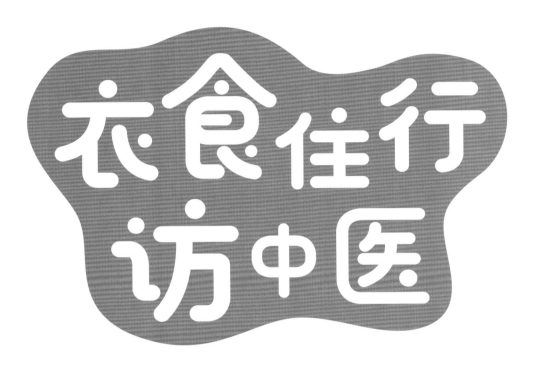

主编　王小莹

编委　（按姓氏笔画排序）
　　　王斯维　刘京华
　　　李　欢　杨　阳

中医古籍出版社
Publishing House Of Ancicnt Chinese Medical Books

前 言

中医药学凝聚着深邃的哲学智慧和中华民族几千年的健康养生理念及其实践经验，是中国古代科学的瑰宝，也是打开中华文明宝库的钥匙。

青少年是中医文化继承和传播的未来和希望。用喜闻乐见的形式将中医文化传递给孩子们，让他们尽早接触中医、认可中医、喜爱中医，中医文化的传承才有根基。

本套书的作者来自天津中医药大学和中国中医科学院，他们既是中医从业者，又是年轻的父母。讲好中医故事是中医人的使命，给自己的孩子讲中医又多了一份亲情和责任。作者们从自身专业出发，又从为人父母的视角，用心在给自己的孩子们写好中医故事，讲好中医故事。应该说这不仅仅是一部中医故事读本，更是当代中医人对下一代的期望和爱……

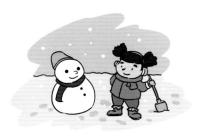

目 录

穿衣起居有学问   02

端午节的香囊   04

汉服有讲究   06

古老的"疫苗"   08

为什么要注意"三分饥与寒" 10

"饺子"来治病   12

"腊八粥"背后的故事   14

"橘井泉香"的由来   16

喝茶的学问   18

厨房里的中草药   20

为什么会春困秋乏?   22

想长高你应该这样睡   24

你的枕头高低合适吗?   26

正确身姿的养成   28

"饭后百步走"的秘密   30

"上火"是怎么回事?   32

穿衣起居
有学问

※ 读一读

我国古人认为，生活中要遵循一个法则——起居有常。也就是说，日常的穿衣起居都有学问，如何穿衣，如何吃饭，选择什么样的地方居住都显示出古人的生活智慧。比如，初春时节不能马上换太薄的衣服，因为春天还可能有"倒春寒"，人体无法适应易变的气候，穿太薄的衣服容易感冒；夏天即使天气特别热也要穿个小背心护住胸背，不要让心脏部位和肚脐着了凉；刚入秋的时候不要马上换很厚的衣服，因为让人体感到稍冷一点儿能让毛孔收紧一点儿，可以为度过寒冷的冬季做好准备；冬天，要注意保暖但又不要太热，以保暖而不出汗最好。

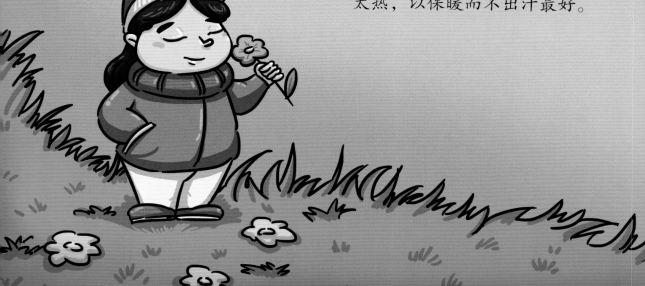

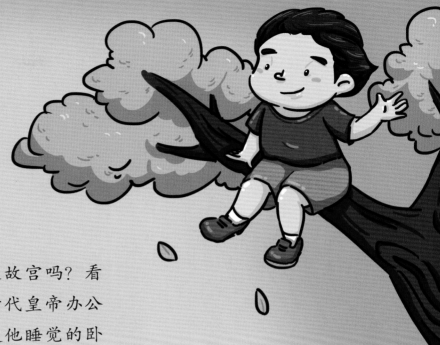

※ 学一学

　　小朋友，你去过故宫吗？看过皇帝的卧室吗？古代皇帝办公的宫殿都很大，可是他睡觉的卧室却很小，而且在睡觉的床上四面到顶都加了帐子，这是为什么呢？因为中医认为人体需要养阳气，如果睡觉的屋子太空旷会消耗人体的阳气，人在睡觉的时候机体抵抗力更弱，更容易得病，加个帐子可以更好地保护阳气。

※ 想一想

　　小朋友们，看看天气预报，和家长们一起商量一下明天应该穿什么呢？

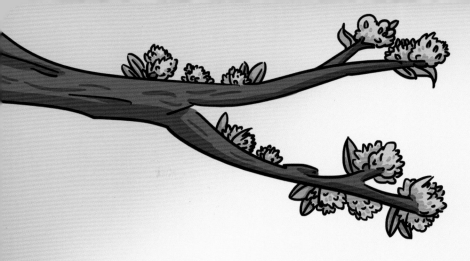

端午节的香囊

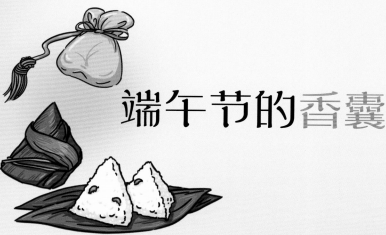

※ **读一读**

　　我国古人有在端午节做香囊来预防传染病的习俗。五月端午正在初夏，天气炎热，蚊虫增多，此时容易流行传染病。古人把一些具有预防疾病作用的中药缝进一个小口袋里，挂在身上，来达到驱蚊防病的目的。这个装有中药的小口袋我们称之为香囊。香囊可以用棉布或丝绸缝制，一般会在外面用五颜六色的丝线绣上人物、花卉、鸟兽、鱼虫等形状。

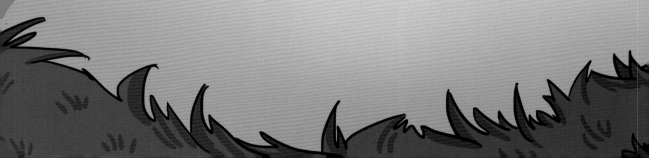

※ 学一学

可以放在香囊里的中药有：白芷、苍术、细辛、菖蒲、丁香等。它们基本都有芳香的气味，有散浊化湿、灭毒驱虫、醒脑爽身的作用。随着香囊的品种、艺术性不断提高，久而久之，逐渐形成了我国民间一种有创意的特色工艺品。它们玲珑别致，绚丽多姿，形态各异，大小不一，小的可佩可戴，大的可悬可挂。《孔雀东南飞》中说的"红罗复斗帐，四角垂香囊"就是挂在床帐四角的香囊了。

※ 做一做

小朋友们，来和父母一起动手做个香囊吧。

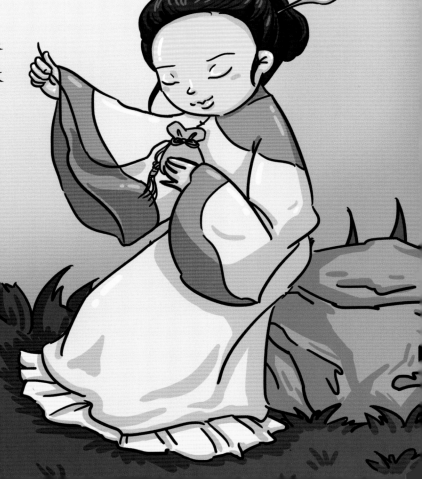

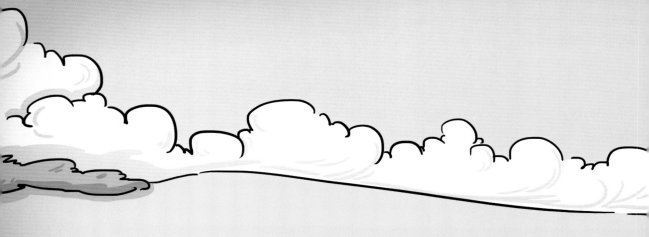

汉服
有讲究

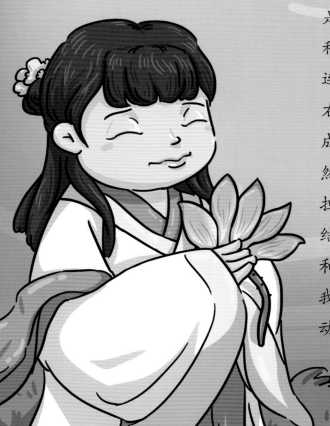

※ **读一读**

　　汉服的全称是"汉民族传统服饰"，又称汉装、华服，是指从黄帝即位到公元 17 世纪中叶（明末清初），在汉族的主要居住区穿着的、具有独特汉民族特点的传统服装。汉服的特点是右衽交领，也就是左领压住右领，这是中国古人一种哲学观的体现。古人认为，左手连接右脑，反映的是"本能天性"；右手连接左脑，反映的是"后天养成"。"人之初，性本善"，天性使然的儿童都是无忧无虑的，可是负担沉重的成人就都纠结了，长期纠结会影响到健康。汉服的右衽交领和古人作揖左手抱右手都是要告诉我们：压制后天念想，不要蠢蠢欲动，小心聪明反被聪明误。

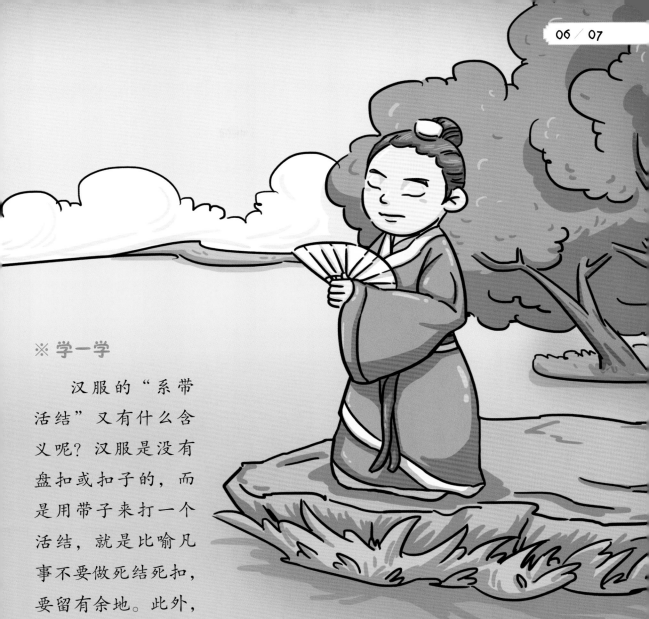

※ 学一学

汉服的"系带活结"又有什么含义呢？汉服是没有盘扣或扣子的，而是用带子来打一个活结，就是比喻凡事不要做死结死扣，要留有余地。此外，汉服不接袖而是通贯肩领，这和中国人守一、太极的哲学态度有关。汉服前胸有交叉布料是为了加倍保护人类最虚弱的部位——胸腹部，为其遮挡寒邪、风邪。

※ 做一做

小朋友们，学一学古人怎么作揖，做一个谦逊有礼的好孩子吧。

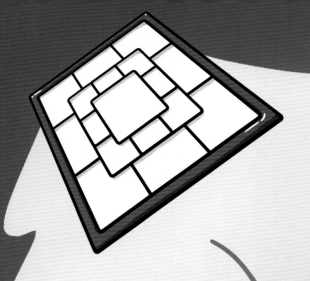

古老的"疫苗"

※ 读一读

　　"天花"是一种烈性传染病，千百年来中国古人一直在寻找防治天花的方法。直到明朝隆庆年间（大约公元 1567 年），医生们发明了"人痘接种法"。就是把得过天花的小朋友的贴身内衣，给没得过天花的小朋友穿两三天。一般在穿着带天花病毒衣服的第九天到十一天时小朋友会开始发烧，这说明已经"种痘"成功，这时如果再得天花，出痘的症状就会比较缓和，一般没有生命危险。这个方法随着丝绸之路传到了欧洲、美洲的很多国家，救了很多人。直到 1796 年英国人发明了更安全的牛痘接种法才逐渐将人痘接种法取代。

※学一学

　　"天花"是由天花病毒引起的一种烈性传染病，它大约是在汉代由对外战争的俘虏传入我国，这种传染病在古代的死亡率很高。即使病好了也可能在脸上遗留下许多麻点和痘印。不过小朋友们不用怕，现在我们国家已经没有"天花"了。

※想一想

　　小朋友们，既然穿得病小朋友的衣服可能被传染疾病，那我们应该注意什么呢？我们得病以后的衣服是不是应该消毒呢？

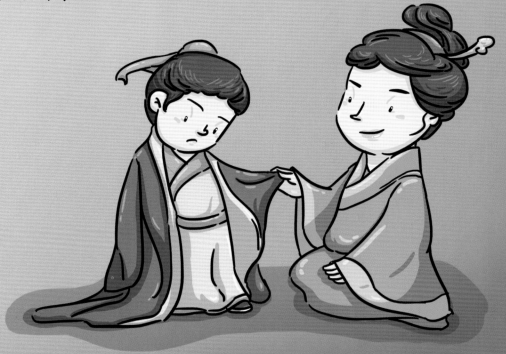

为什么要注意
"三分饥与寒"

※ 读一读

我们常说：若要小儿安，三分饥与寒！这句话出自明代医书《万密斋》，意思是说要确保小儿平安健康，就不能给孩子吃得太饱、穿得太暖。中医认为，小朋友们的新陈代谢旺盛，需要的营养物质虽然较多，但是进食量只要能满足身体的需要就可以啦，不要因为贪食给胃肠道带来过大负担，而出现伤食积热。很多小朋友生病都是从伤食开始的。在穿着方面，中医认为小朋友的肺脏娇嫩，容易受到外邪的侵袭，若穿得太多，时常汗出，皮肤上的毛孔时时处于开放的状态，自然界的风邪容易从开放的毛孔侵入我们的身体，所以穿得越多反而越容易感冒咳嗽。

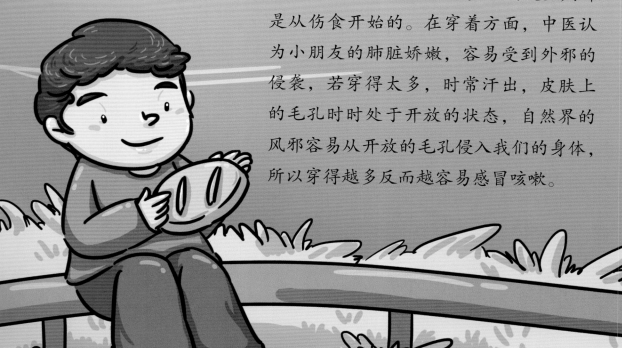

※ 学一学

小朋友和家长们一起学一学"小儿养生小歌谣"吧："若要小儿安，三分饥与寒：一把蔬菜一把豆，一个鸡蛋一点肉；鱼生火，肉生痰，萝卜白菜保平安。少喝饮料多喝水，煎炸熏烤伤脾胃；有病没病吃小药，正当病时失疗效。春捂秋冻穿衣法：背暖肚暖足要暖，头和心胸却须凉。"

※ 做一做

小朋友们，让家长监督我们健康饮食和穿衣好不好？

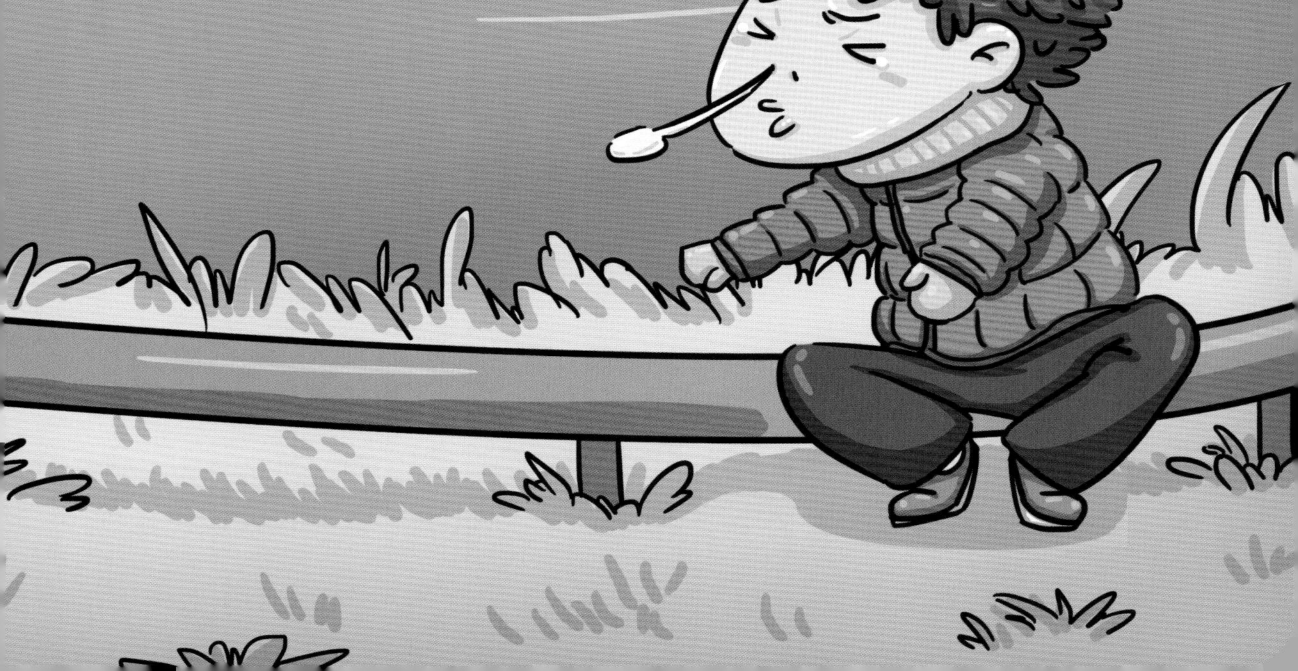

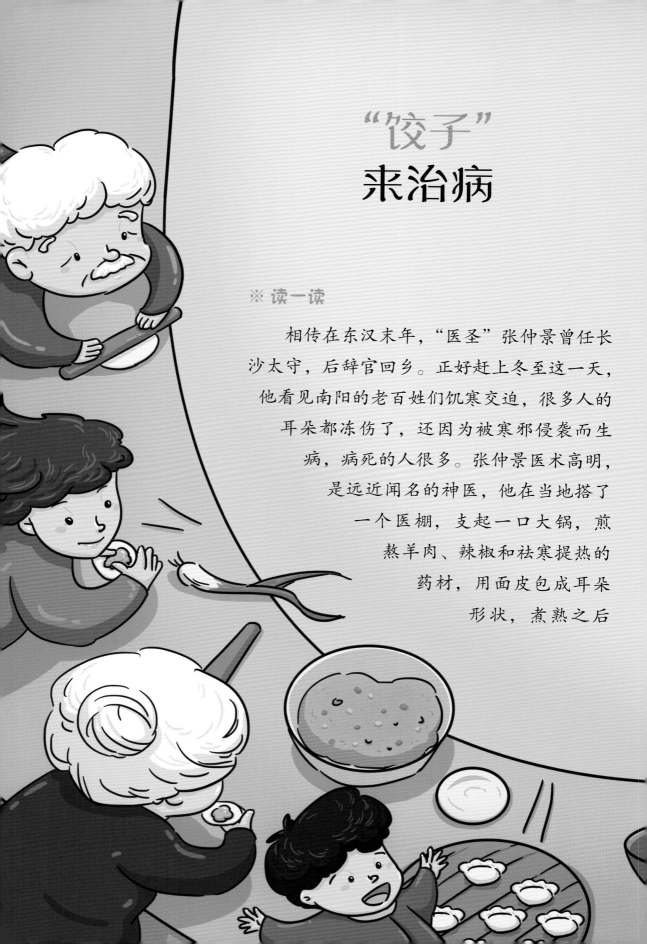

"饺子"来治病

※ 读一读

相传在东汉末年，"医圣"张仲景曾任长沙太守，后辞官回乡。正好赶上冬至这一天，他看见南阳的老百姓们饥寒交迫，很多人的耳朵都冻伤了，还因为被寒邪侵袭而生病，病死的人很多。张仲景医术高明，是远近闻名的神医，他在当地搭了一个医棚，支起一口大锅，煎熬羊肉、辣椒和祛寒提热的药材，用面皮包成耳朵形状，煮熟之后连汤带食赠送给穷人。百姓们从冬至吃到除夕，抵御了寒邪，治好了冻耳。从此，乡里人与后人就模仿制作，称之为"饺耳"或"饺子"，也有一些地方称其为"扁食"或"烫面饺"。

※ 学一学

饺子象征着团团圆圆、红红火火、和和美美的幸福生活。团圆喜庆的日子，总是离不开饺子。每年的大年三十晚上，无论是南方北方，家家户户都要吃饺子，全家老少围坐在一起，一边山南海北的聊天，一边和面、擀皮、剁馅、包饺子，浓浓的亲情尽在饺子中融化。

※ 想一想

小朋友们，咱们中国文化博大精深，吃个饺子都有很多文化内涵。你还能讲出哪些食物的典故呢？

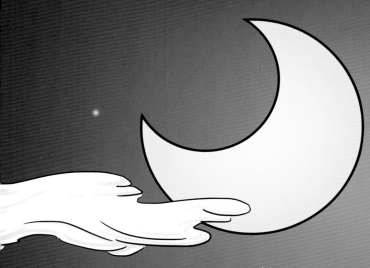

"腊八粥"
背后的故事

※ 读一读

　　明太祖朱元璋小时候家里很穷，只好去给一家财主放牛。有一天，朱元璋放牛归来，走过一座独木桥，牛不小心滑跌下了桥，将腿跌断了。财主气急败坏，便把他关进一间房子里不给饭吃。朱元璋饥饿难忍，正在一筹莫展之际，忽然发现屋里有一个老鼠洞，扒开一看，原来是老鼠的一个粮仓，里面有米、有豆，还有红枣。朱元璋非常高兴！他把这些东西混在一起煮了一锅粥，吃起来十分香甜可口。后来朱元璋当了皇帝，又想起了这件事儿，便叫御厨熬了一锅各种粮豆混在一起的粥来吃。这一天正好是腊月初八，因此后人就把这种粥叫作"腊八粥"。

※ 学一学

　　腊八这一天有吃腊八粥的习俗，腊八粥是一种用多样健康食材熬制而成的粥，主要包括大米或糯米、各种豆类及干果，如莲子、大枣、栗子、杏仁、花生、核桃、百合、桂圆肉等，应了冬季养生好时节的景儿，也是图个五谷丰登的好彩头。中医认为，腊八粥是"食疗"的佳品，能益气、生津、养脾胃、治虚寒，"最为饮食之妙诀"。喝腊八粥对小朋友们的身体也是很有益的。小朋友们应合理食用各种食物，以达得膳食平衡。谷类是我国食物中主要的能量和蛋白质的来源，豆类、坚果都是营养丰富的食品，所以做八宝粥时所用的原料可以尽可能的丰富一些哦。

※ 想一想

　　小朋友们，关于腊八粥的传说还有很多，你们还知道哪些呢？别忘了分享给身边的朋友们。

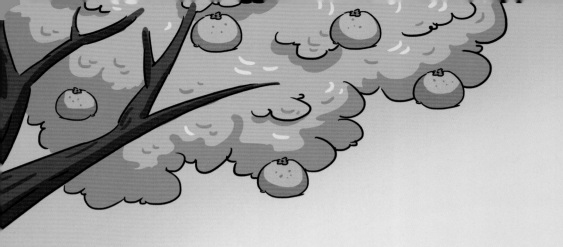

"橘井泉香"
的由来

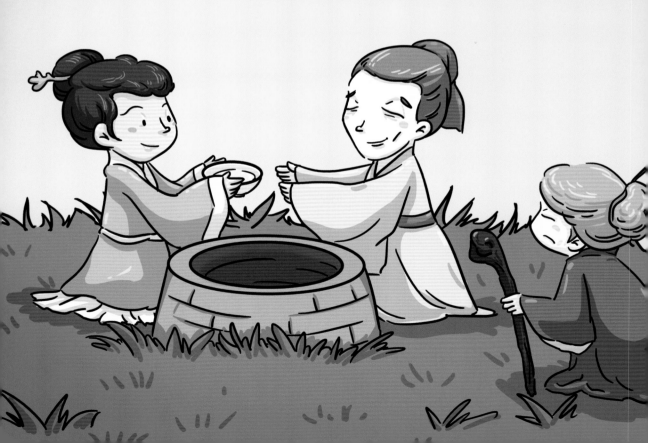

※ 读一读

相传西汉文帝的时候，湖南郴州人苏耽，医术精湛，乐于助人，为人治病不收报酬，人们称他为"苏仙翁"。有一次，苏耽有事外出，需要三年才能回家。他对母亲说："明年天下会发生一场大瘟疫，咱家院子里的井水和橘树就能治疗。病人如果发烧怕冷、胸中憋闷的话，给他一升井水，一片橘叶，煎汤饮服，马上可以痊愈。"后来果然如苏耽所言，第二年天下瘟疫大行，因为他的方法确实可以解决病痛，因此求井水、橘叶的人，远至千里。此后人们便以"橘井泉香"来歌颂医家救人的功绩，医家也愿意用这句话来激励自己。

※ 学一学

"吃水不忘挖井人"，这句话现在仍然用来赞扬懂得知恩图报的人。"滴水之恩，涌泉相报"，也是告诉我们在享受成果的同时，不要忘了给你创造条件，提供便利的人，做人要懂得饮水思源，铭记于心。

※ 想一想

小朋友们，想一想在我们成长的过程中，都得到过谁的帮助？在别人需要帮助的时候，我们应该怎么做呢？

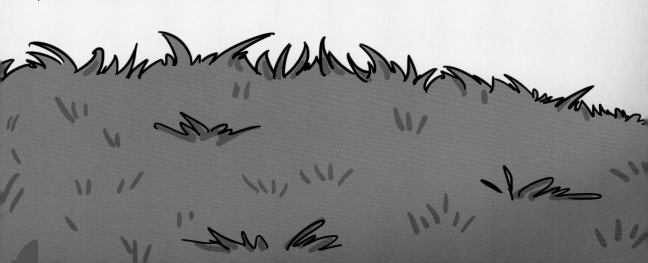

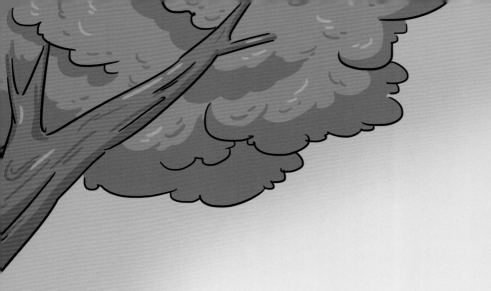

喝茶的学问

茶疗始于神农氏，"神农尝百草，日遇七十二毒，得茶而解之"。中医茶疗是根植于中医药文化与茶文化基础之上的一种养生方式，真正意义上的茶疗是用中药植物叶片，结合中药与茶叶炮制方法，制作成茶叶的样子，并不是我们现在所说的红茶、绿茶。茶疗是针对药茶合一的中药茶。每个人的健康状况都不一样，因此只有选择适合自身情况的茶疗产品才能达到良好的养生治病效果。

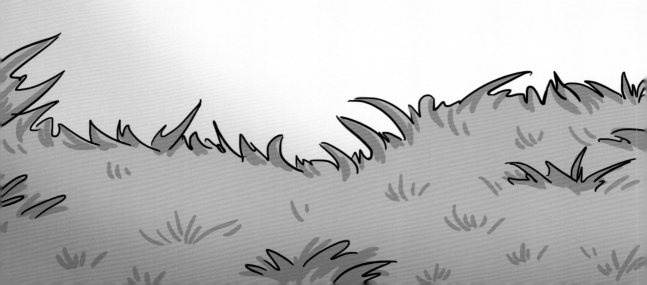

※ **学一学**

　　药茶同时具备中药的治疗养生效果与茶叶的"形、色、香、道"，具有实效性、安全性、享受性和便捷性四大优点。如菊花茶，本身就是中药植物的菊花，经过鲜花采摘、阴干、生晒、蒸晒、烘焙等工序制作而成。菊花味甘苦，性微寒，有散风清热、清肝明目和解毒消炎等作用，作为具有多重保健功能的茶饮越来越受到人们的喜爱。不过要注意，菊花的药性是寒性，所以不适合长期饮用。

※ **想一想**

　　小朋友们，你们还知道有哪些药茶吗？了解它们的功效吗？

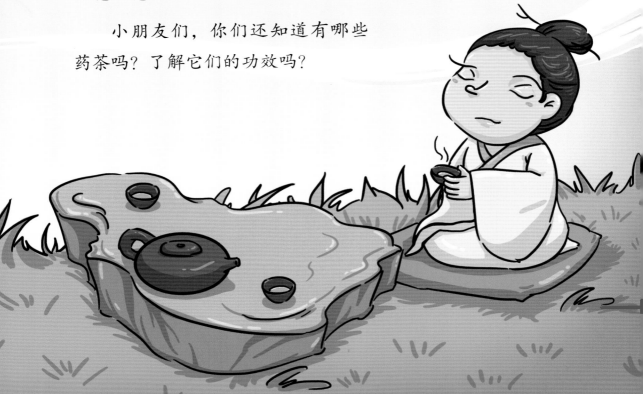

厨房里的
中草药

　　药膳发源于我国传统的饮食和中医食疗文化，很多我们日常生活中经常接触的食材其实也是药材。比如说花椒、八角茴香（大料）、葱、姜、蒜、绿豆等。老人们经常说"药疗不如食疗"。有一些身体的小问题，完全可以用一些食疗的小方法解决，不用去医院吃药和打针。比如说用葱、姜、萝卜、白菜煮水喝可以治疗和预防感冒；喝绿豆汤可以预防和治疗中暑；吃肉太多可以用山楂丸来帮助消化；着凉肚子疼可以喝花椒水。

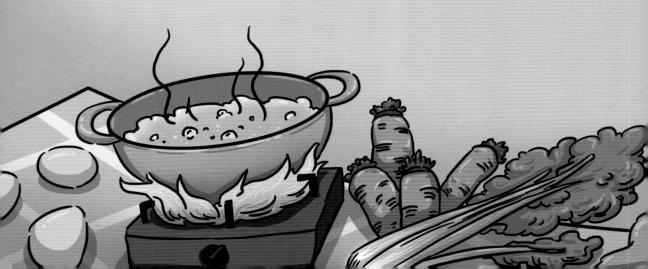

※ 学一学

　　厨房里还有哪些可以做中草药的食物呢？比如芹菜，也称药芹，含有丰富的芹菜素和维生素 C 等，芹菜素能抗惊厥和抗癫痫，还可以辅助治疗高血压。大蒜里面有丰富的大蒜素，可以治疗幽门螺杆菌。这种病菌和胃溃疡有一定关系。薏苡仁有丰富的营养价值，容易被我们的身体消化吸收，中医说它可以健脾除湿，是小朋友们应该多多食用的好东西。薏苡仁还能抗癌、降压、利尿、解热，是一种很好的药食同源的材料。

※ 想一想

　　小朋友们，让妈妈带你走进厨房，看看你还认识厨房里的哪些食物，能说出它们有什么功效呢？

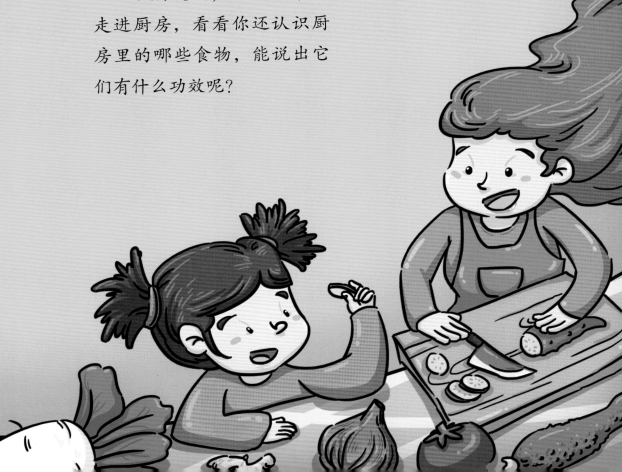

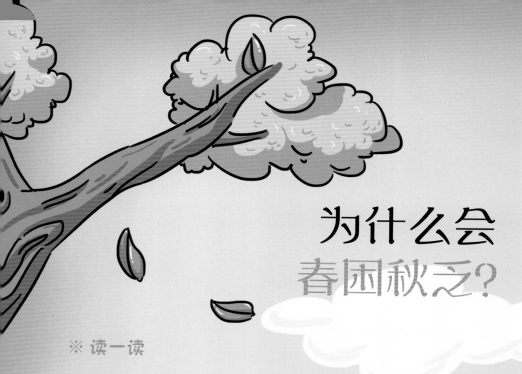

为什么会
春困秋乏？

　　我们常说"春困，秋乏，夏打盹"，春夏交接的时候真的是让很多人精神不济，好像被"瞌睡虫"附身一样，总是想睡觉。为什么会这么困呢？主要是因为春季气候刚刚转暖，万物复苏。人体的各个细胞也从冬天的安静状态下逐渐活跃起来，需要更多的营养和氧气，使得体内营养和氧气呈现了短时间的缺乏，所以会出现缺氧的困倦。

　　秋高气爽，不冷不热，正是一年当中最好的季节，为什么也会出现"秋乏"呢？因为夏天天气炎热，体温升高，出汗增多，人体处于一个高代谢状态。秋天气温降低，人体代谢恢复到正常水平，会出现一种"疲惫感"，这就是"秋乏"。所以说春困秋乏是正常的生理现象。

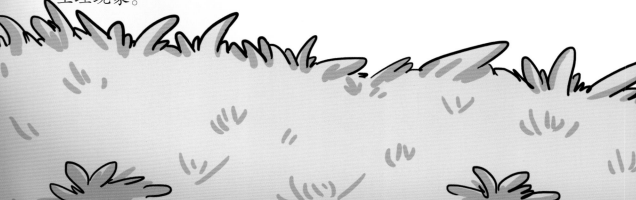

※ 学一学

中医认为，春、夏、秋、冬四季对应"生、长、收、藏"四个字的变化，说的是人体阳气生发—成长—收敛—闭藏的节律性变化。春天，阳气刚刚从躲猫猫一样的闭藏状态下走出来，需要更多地呵护和滋养，因此春天要补充睡眠，多晒太阳，适度运动，让机体活动起来。秋天，阳气经过一夏天的疯跑，要好好休息了，因此秋天要补充水分，增加营养，让机体安静下来。我们只有适应自然界的状态，让体内阴阳平衡，才不会得病。

※ 想一想

小朋友们，根据春天和秋天的气候特点，想一想我们应该怎么制订春天和秋天的作息时间表呢？

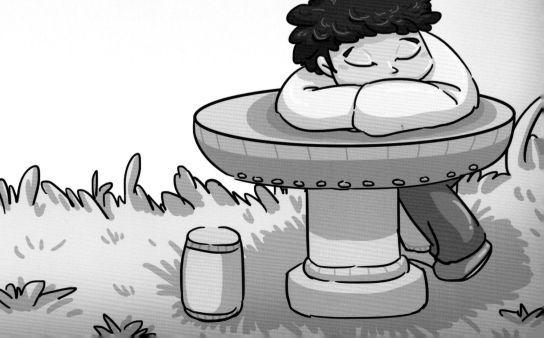

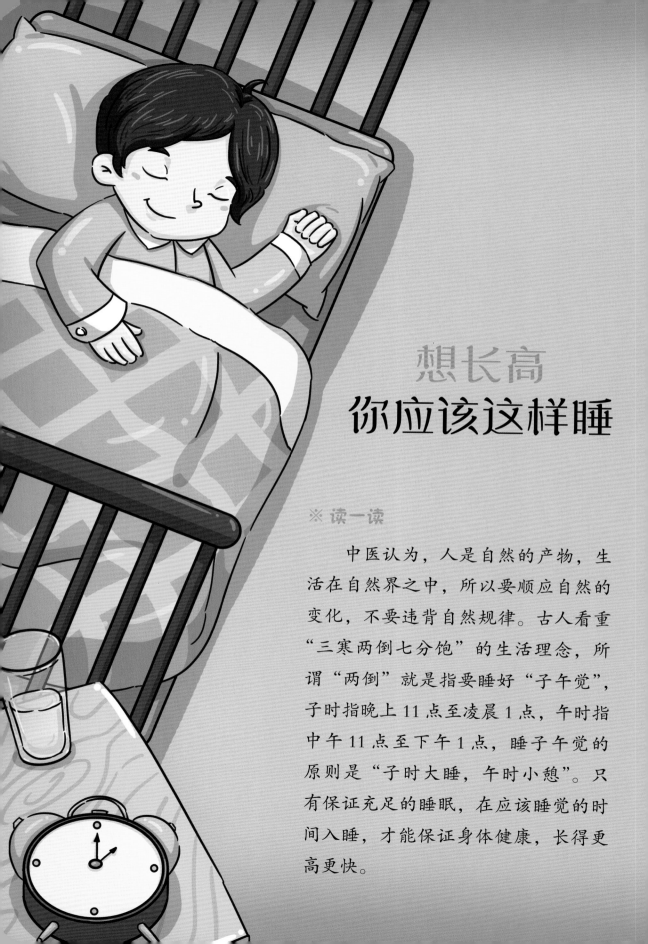

想长高
你应该这样睡

中医认为，人是自然的产物，生活在自然界之中，所以要顺应自然的变化，不要违背自然规律。古人看重"三寒两倒七分饱"的生活理念，所谓"两倒"就是指要睡好"子午觉"，子时指晚上 11 点至凌晨 1 点，午时指中午 11 点至下午 1 点，睡子午觉的原则是"子时大睡，午时小憩"。只有保证充足的睡眠，在应该睡觉的时间入睡，才能保证身体健康，长得更高更快。

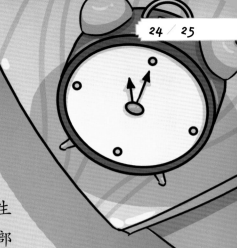

※ 学一学

　　子时是阳气初生的时候，午时是阴气初生的时候，阳气和阴气都是人体不可缺少的一部分，我们能够长大就是阴气阳气互相转化的结果。不论阳气或阴气，在初生的时候都很弱小，需要很好地保护；如果在它们初生的时候就耗损了，那么就谈不上对身体的生长促进了。

　　中医的"子午流注"理论则认为，每天的 12 个时辰对应人体的 12 条经脉，规律性很强，如同现代西医的"生物钟"理论。如果在该睡觉的时候不睡，却在子午觉之外的时间"补充睡眠"——这其实是"非时乱睡"，是对健康造成伤害的重要原因。

※ 想一想

　　小朋友们，想一想我们有没有保持睡子午觉的好习惯？记得要把今天学到的知识告诉家人哦，让我们的家人也知道合理睡眠的重要性。

你的枕头
高低合适吗?

　　俗话说"高枕无忧",但事实并非如此。枕头——这看似无足轻重的小小卧具,却藏着深奥的学问。枕头太高会影响颈椎正常的生理弧度,正常的颈椎弧度类似于一个"C"型,太高的枕头会使颈椎的生理弧度变小,长期如此颈椎就不再向前正常弯曲,反而伸直甚至向后突,呈现反张畸形,使得颈椎的韧带、肌腱、肌鞘处于紧张状态,附近的肌肉长期处于疲劳状态,最终导致颈椎病患。此外,颈部软组织过度紧张、疲劳,也容易发生落枕。

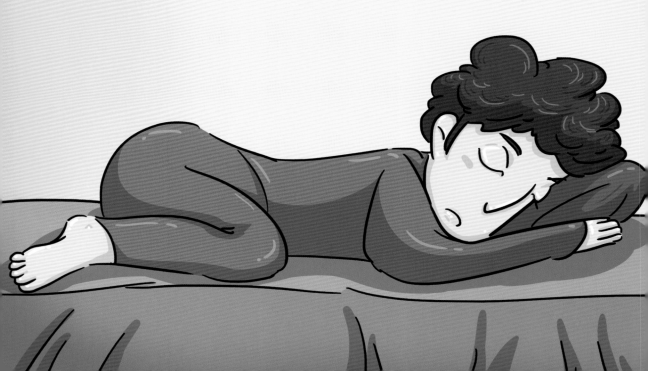

※ 学一学

　　古代医书里曾指出：枕头的高度，以仰卧时头与躯干保持水平为宜，即仰卧时枕头高度应与自己竖起拳头的高度相等；而侧睡时枕头高度应与自己的一侧肩宽高度一致。一般来说，枕头的高度在10~15厘米较为合适，具体尺寸要因人而异。

※ 想一想

　　小朋友们，想一想你们的枕头高度合适吗？及时调整到正确的枕姿和枕头高度才能睡得健康哦！

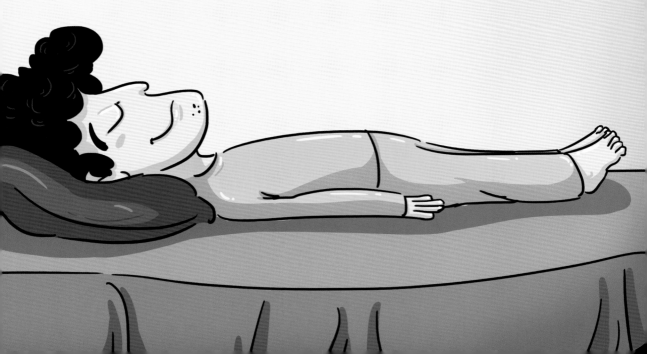

正确身姿的养成

※ 读一读

　　正确的姿势是古代对习武之人的基本要求，它涉及一个人的站、坐、卧、行。小朋友的身体正在生长发育期，在日常生活中注意保持良好姿势，就可以长得挺拔又有神气。

　　正确的站姿：应使头、背、臀和脚跟在一条直线上，两肩在同一水平上自然下垂，抬头、挺胸、两眼向前平视，腹部微内敛，两脚稍稍分开约两拳距离，脚尖微向外斜，把全身重量落在两脚的脚跟和外缘上。

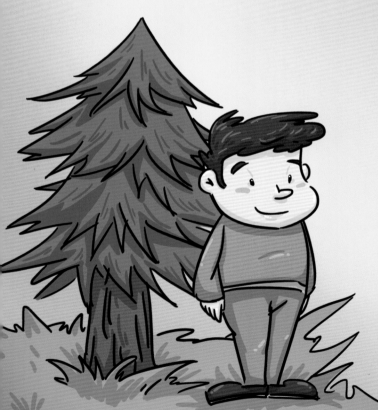

　　正确的坐姿：抬头，双眼正视前方，躯干挺直，两肩呈水平状，躯干与大腿垂直，两小腿与地面垂直或向前伸，两足平放于地面，使膝关节后面的肌肉、血管、神经不受压迫，以入座时感到舒适而又不易产生疲劳感为宜。

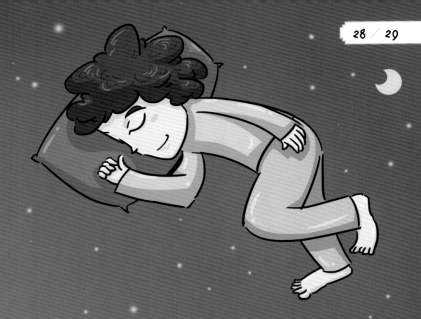

正确的行姿：头部端正，双目平视前方，微收前颌，上身挺直，挺胸收腹，双脚平行，跨步均匀。两臂自然协调摆动，行走时双脚不要向里勾或向外撇。

正确睡姿：中医有"不通则痛"的说法，良好的睡姿可以保证周身气道通达，血络顺畅。正确的睡姿应该是向右侧卧，双腿弯曲，宛如一张弓。这样，心脏处于高位，不受压迫；肝脏处于低位，供血较好，有利于新陈代谢；胃内食物借重力作用，朝小肠推进，可促进消化吸收。同时，全身处于放松状态，呼吸均匀，心跳减慢，大脑、心、肺、胃肠、肌肉、骨骼均可得到充分的休息和氧气供给。

※ 学一学

小朋友们，希望你们也能做到正确的站坐行卧，从小养成良好的习惯！

"饭后百步走"
的秘密

　　俗话说：饭后百步走，活到九十九。中医认为，饭后缓行"以动助脾"。脾为后天之本，人类健康长寿与否和脾胃有直接关系。饭后散步缓行有助于脾胃消化功能，脾主四肢、肌肉，运动四肢就是运脾。一般情况下，在饭后休息大概30分钟之后，适量的运动确实对身体有益，尤其对于平时活动较少、体形较胖、长时间伏案工作、胃酸过多的人。这些人群饭后散步20分钟，在一定程度上会促进胃肠道的蠕动，有助于减少脂肪堆积和胃酸分泌，进而有益于身体健康。

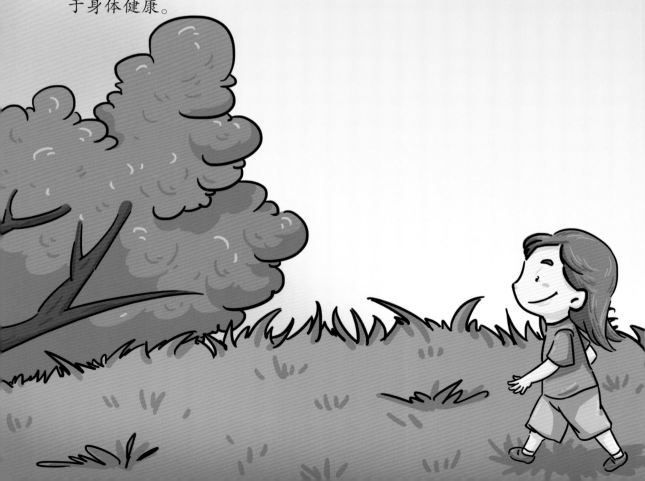

※ 学一学

　　然而有些人不适合"饭后百步走"。比如体质较差、体弱多病的人，不适合在吃饭后散步，甚至连一般的走动也应减少。这是因为饭后胃内容物增加，此时如果活动会增加胃的负担，严重时会导致胃下垂，反而对健康产生不利影响。此外，不正确的运动方式也是不可取的。比如饭后进行剧烈运动，会使一部分血液向下肢肌肉输送，胃肠供血会明显减少，影响食物的消化吸收。因此饭后应选择恰当合理的运动方式。

※ 想一想

　　小朋友们，你们做到正确的"饭后百步走"了吗？

"上火"
是怎么回事?

※ 读一读

中医认为,"上火"是人体阴阳平衡失调的结果。一般认为火也分"实火"和"虚火"。实火是由于受到了外界火热之邪(夏天太阳晒等)侵犯或者饮食过于辛辣所致,而精神过度刺激也能引起实火内盛。虚火多因慢性疾病或者过度劳累所致,久病精气耗损、劳伤过度,可导致脏腑失调、阴血虚损而生虚火。

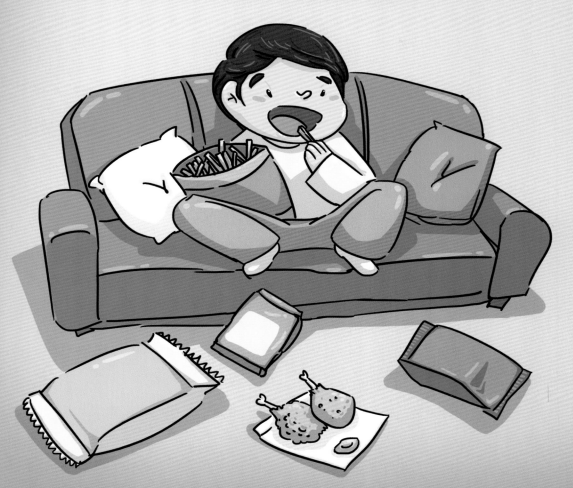

※ 学一学

　　生活中要注意劳逸结合，同时要注意多吃富含维生素的蔬菜、水果，多喝水，少吃辛辣煎炸食品。上火和心理状态也有密不可分的关系，保持乐观积极的生活态度其实是最好的灭火剂。我们还可以对症吃一些祛火的食品，比如莲子汤可以祛心火、绿豆粥可以祛胃火、梨水可以清肝肺之火。

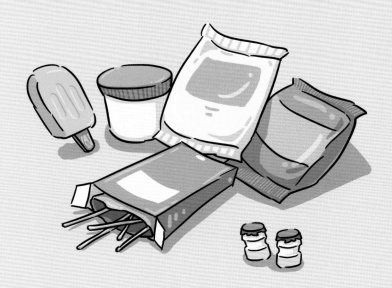

※ 想一想

　　小朋友们，在日常的饮食中，你们有没有注意少吃油炸、膨化食品，多吃对身体有益的蔬菜、水果呢？

衣食住行访中医

图书在版编目（CIP）数据

衣食住行访中医 / 王小莹主编 . —北京 : 中医古籍出版社 , 2018.6
（讲好中医故事 / 阙湘苓，李淳主编）

ISBN 978-7-5152-1685-0

Ⅰ . ①衣… Ⅱ . ①王… Ⅲ . ①中国医药学—基本知识
Ⅳ . ① R2

中国版本图书馆 CIP 数据核字（2018）第 050392 号

责任编辑　王晓曼

封面设计　宝蕾元

出版发行　中医古籍出版社

社　　址　北京市东城区东直门内南小街 16 号（100700）

电　　话　010-64089446（总编室） 010-64002949（发行部）

网　　址　www.zhongyiguji.com.cn

印　　刷　中青印刷厂

开　　本　787×1092　1/16

印　　张　2.25

字　　数　27 千字

版　　次　2018 年 6 月第 1 版　2018 年 6 月第 1 次印刷

书　　号　ISBN 978-7-5152-1685-0

定　　价　29.80 元